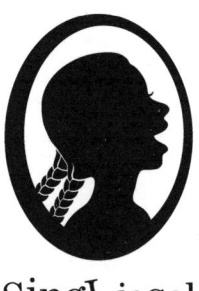

Morgenstund hat Gold im Mund

Die schönsten Sprichwort-Geschichten
von früh bis spät

von Rolf-Bernhard Essig
(Illustrationen von Nikolai Renger)

Impressum:

Druck: FINIDR, Czech Republic
Satz und Umschlaggestaltung: Röser MEDIA GmbH & Co. KG, Karlsruhe
ISBN 978-3-944360-31-7

3. Auflage

© 2019 SingLiesel GmbH, Karlsruhe
www.singliesel.de

Alle Rechte, auch die des auszugsweisen Nachdrucks, vorbehalten. Dies betrifft auch die Vervielfältigung und Übertragung einzelner Textabschnitte, Zeichnungen, Bilder oder Aufnahmen durch alle Verfahren wie Speicherung und Übertragung auf Papier oder unter Verwendung elektronischer Systeme.

Theodor hofft auf Kohlen 6

Der fleißige junge Zeitungsbote 10

Der dünne Paul 14

Das Poesiealbum 18

Der Ball aus Nachbars Garten 22

Rosa oder blau? 26

Der Maulheld im Schwimmbad 30

Bald ist es so weit 34

Handarbeit hat Zeit 38

Der fast perfekte Tag 42

Keine Lust zum Aufräumen 46

Ein Frosch im Nacken 50

Ein Bett im Heu 54

Ordnung auf dem Dachboden 58

Besuch am späten Abend 62

Fundstück auf dem Heimweg 66

Beim Tanztee 70

Hochzeitstag 74

Theodor hofft auf Kohlen

Es warteten nur wenige Leute an den Bahngleisen, denn es war ein kalter Wintermorgen und noch fast dunkel. Der kräftige Theodor nahm den leeren Sack von der Schulter und lauschte in die Dämmerung hinein: Stille, noch nichts zu hören.

Die Bahnstrecke machte hier eine leichte Kurve. Ein paar Männer aus dem Dorf gesellten sich zu ihm. Alle sprachen über den Güterzug, der bald kommen sollte. Endlich hörten sie sein Schnauben und Schnaufen in der Ferne, und dann sah man auch die Wolke der Dampflok. Langsam näherte sich der Güterzug.

„Hoffentlich sind die Waggons wieder bis oben hin voll", sagte Theodor zu den anderen. Und das waren sie!

Der Zug erreichte die Kurve, voll beladen mit Kohlen. Nun erwies es sich als sehr weise, dass Theodor und die anderen gerade an dieser Kurve der Bahnstrecke standen. Denn der Zug neigte sich in der Kurve, die offenen Güterwaggons gerieten in Schräglage – und Stück für Stück fielen Kohlebrocken auf den Bahndamm. Genau darauf hatten Theodor und die anderen gewartet.

Alle Kohlenstücke, sogar noch die kleinsten, die in dieser Kurve heruntergefallen waren, sammelten sie eifrig ein. Es reichte für alle.

Als der Hahn krähte, kam Theodor mit dem Sack voller Kohlen nach Hause, wo seine Frau gerade Malzkaffee fürs Frühstück aufbrühte. „Wie hast du das denn gemacht?", fragte sie und deutete auf den prallen Kohlensack. „Tja", sagte Theodor:

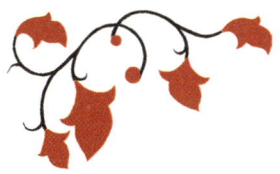

Der frühe Vogel...

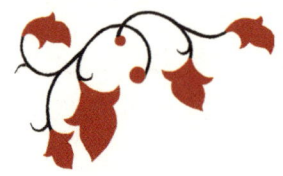

Der frühe Vogel fängt den Wurm.

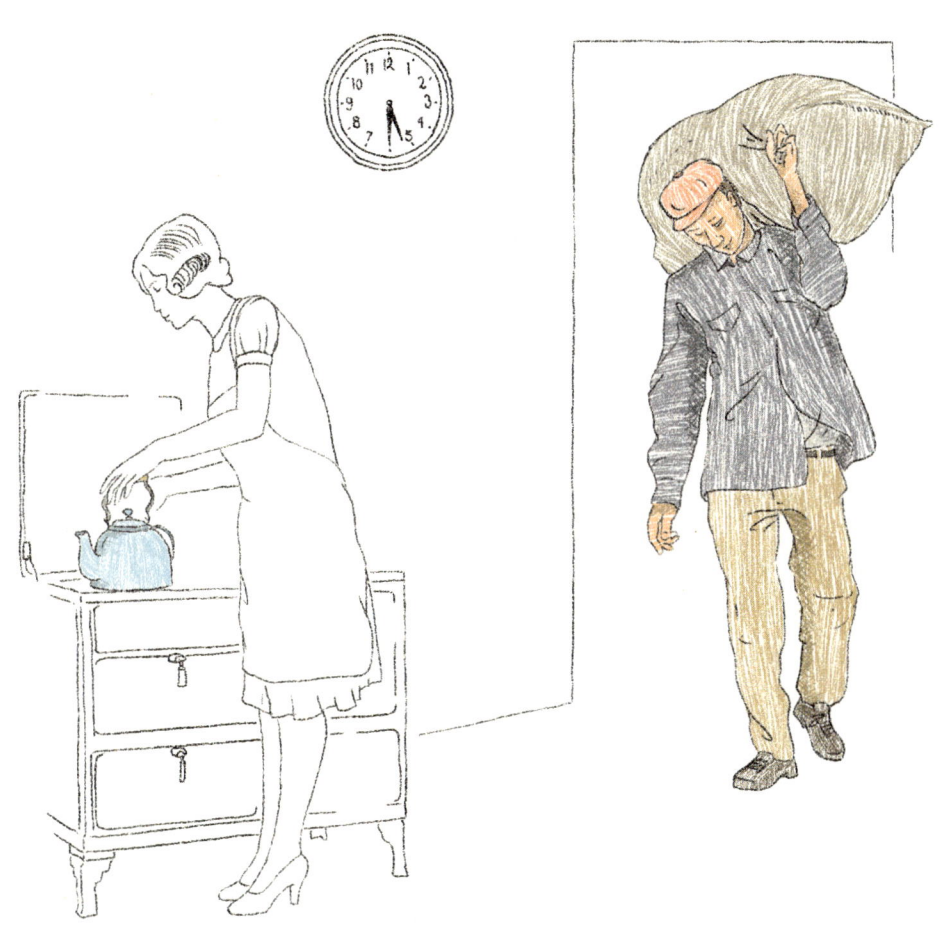

Der fleißige junge Zeitungsbote

Der Wecker klingelte. Rasch drückte Willi auf den Ausschaltknopf. Er war noch ganz verschlafen. Seine Geschwister durften im Bett bleiben, für den fleißigen Willi aber begann der Tag schon um halb fünf.

In der Stube zog er sich leise an. Dort roch es immer nach Kohl und Kohlen. Draußen vor der Tür lud er den Leiterwagen voll mit Zeitungen. Vierundachtzig davon hatte er zu verteilen, noch bevor die Schule anfing. Er kannte seine Strecke längst im Schlaf.

Nur beim alten Niklas verweilte Willi. Da brannte nämlich immer schon Licht. Und als er die Zeitung durch den Schlitz schieben wollte, öffnete sich die Tür. Der alte Niklas lächelte ihn an und sagte: „Guten Morgen, Willi! Du bist also mein fleißiger Zeitungsbote! Willst du einen Schluck Tee? Tut gut bei der Kälte." Willi schaute zur Uhr am Rathaus, dann zur Tasse. Für eine Tasse Tee war genug Zeit; er nickte, nahm und trank. Wie gut das wärmte! „Hagebuttentee", sagte der alte Niklas, „selbst gesammelt. Mit Honig drin." Willi bedankte sich und wollte weitergehen.

Da gab ihm der alte Niklas zwei Groschen und sagte: „Hier, die schenk ich dir! Es ist brav, dass du für deine Familie schon vor Tau und Tag arbeitest! Du wirst es weit bringen im Leben. Ein Frühaufsteher schafft nicht nur mehr, er hat auch mehr vom Tag!" „Ja", sagte Willi, bedankte sich und lächelte:

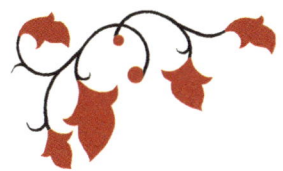

Morgen-stund …

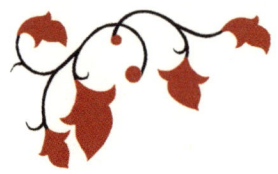

Morgen-stund hat Gold im Mund.

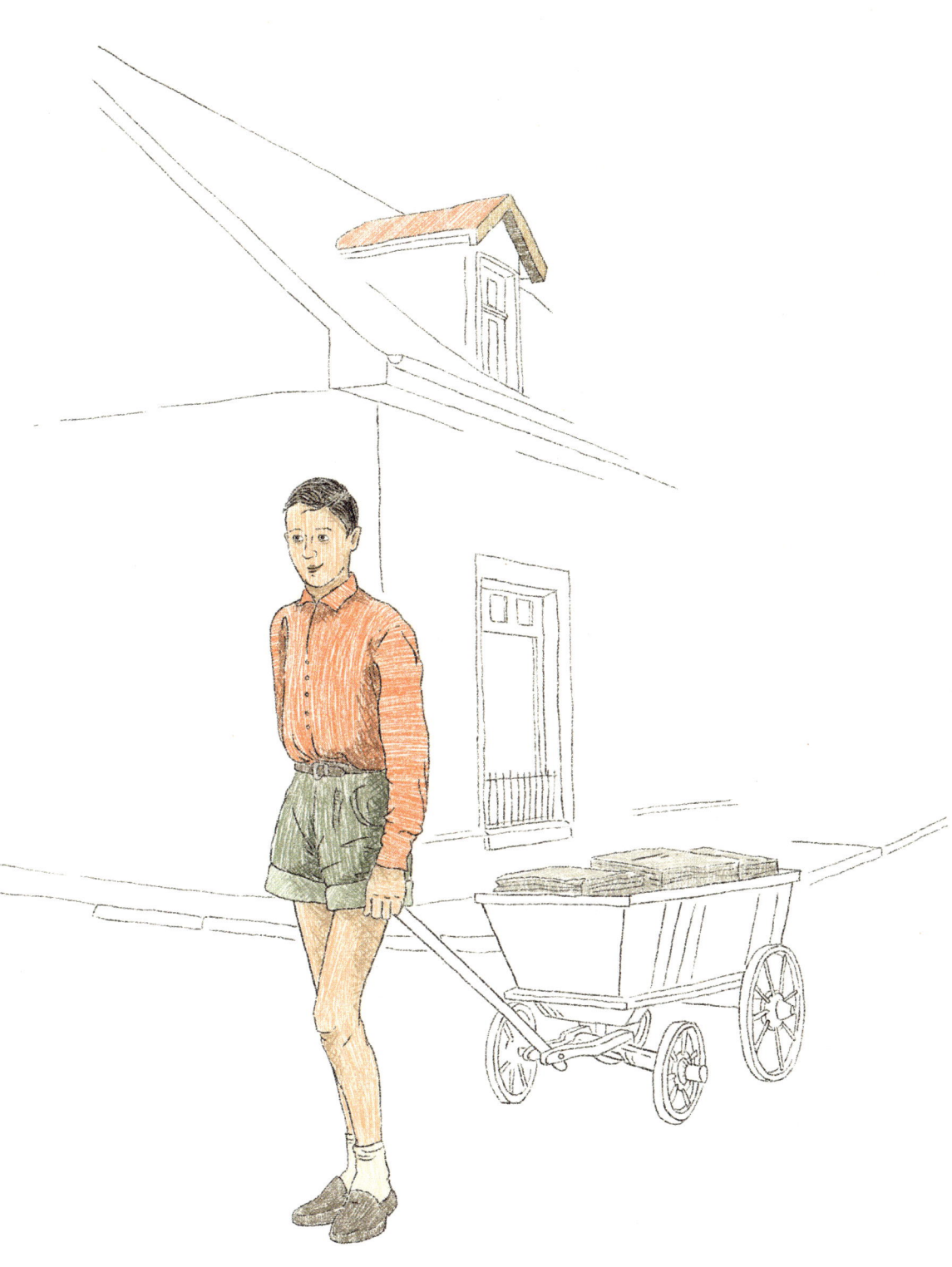

Der dünne Paul

Paul war ein dünner Junge, konnte aber ständig essen. Kaum war er vom Esstisch aufgestanden, hatte er schon wieder Appetit. Und wenn er dann nichts bekam, so besorgte er sich etwas. Eines Tages war er zu Besuch bei seiner Tante, und als die ihren Mittagsschlaf hielt, schlich er sich in den Vorratskeller hinunter.

Dort biss er von einer Schlackwurst ab, steckte sich ein Glas Rübenkraut in die Tasche und stopfte sich den Mund noch voll mit Rosinen und Nüssen. Dabei sah er ein Stück glänzender Butter liegen, und er dachte an das köstliche Butterbrot, das er zu Hause verspeisen könnte. Aber wohin mit der Butter, damit niemand sie sah? Er kam auf die Idee, sie unter seine Schiebermütze zu stecken. So schlich Paul mit der Butter auf dem Kopf davon.

Es war allerdings an einem Mittag im Sommer. Die Sonne schien, und es war sehr heiß. Paul lief schneller und schneller; unter der Mütze wurde die Butter weicher und weicher.

Er war fast zu Hause angekommen, da begegnete ihm sein Vetter. Der sagte: „Paul, was ist los mit dir? Du schwitzt ja wie ein Pfannkuchen!" Und er deutete auf eine fettige Spur, die unter Pauls Mütze hervorkam, sich über seine Stirn zog und schon die Nasenspitze erreicht hatte. Paul grüßte den Vetter nur flüchtig, lief hurtig davon und dachte: „Oje!"

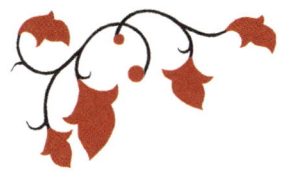

Die Sonne bringt es ...

Die SONNE bringt es an den Tag.

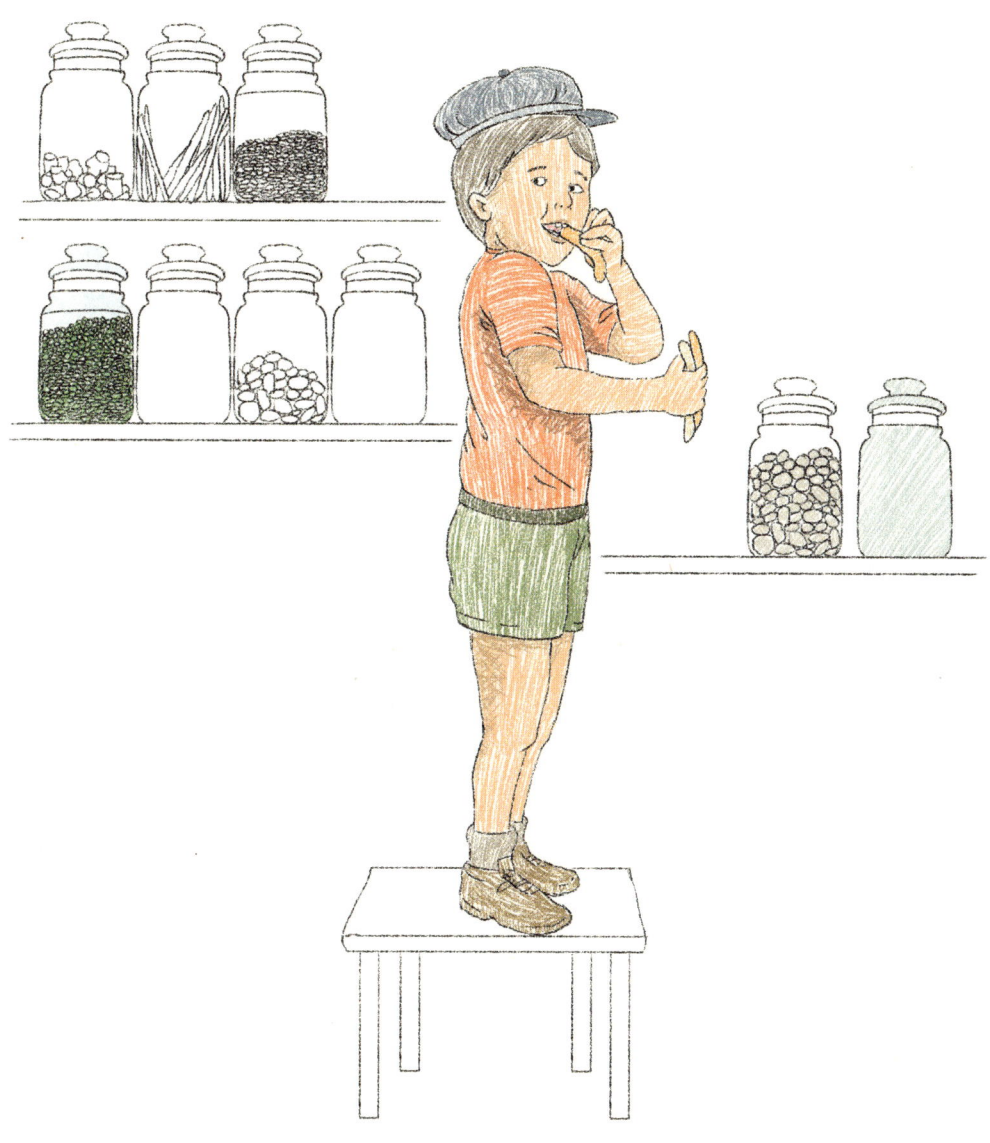

Das Poesiealbum

Tante Edith war ein ganz besonderer Mensch. Wo andere sich beschwerten, wo andere klagten, wo andere mürrisch waren, da lächelte sie, da tröstete sie, da half sie.

Für jeden hatte sie einen Rat, eine Umarmung oder eine gute Tasse Tee parat. Dabei gab es auch bei ihr nicht nur glückliche Tage. Aber sie machte sich die Tage eben selbst glücklich. Sie sang gern vor sich hin und konnte herrlich komische Gedichte aufsagen. Manchmal nahm sie ihren Füllfederhalter aus der Tasche, zeichnete eine Witzfigur auf einen Zettel, und alle umher lachten lauthals darüber.

Die Kinder mochten Tante Edith. Die Erwachsenen mochten Tante Edith. Und besonders Onkel Herbert mochte Tante Edith.

Onkel Herbert glaubte, das Geheimrezept für das fröhliche Gemüt von Tante Edith zu kennen. Bei einer Familienfeier verriet er es einmal. „Edith", sagte Onkel Herbert, „beherzigt immer ein Sprichwort, das ich ihr in Kindertagen ins Poesiealbum geschrieben habe."

„Neben den Spruch habe ich übrigens eine schöne, große, gelbe Blume gemalt. Ja, es war eine Sonnenblume. Wie das Sprichwort lautet? Es heißt:

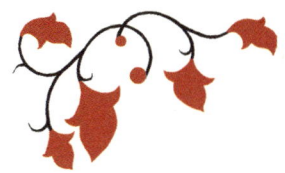

Mach es wie die Sonnenuhr: ...

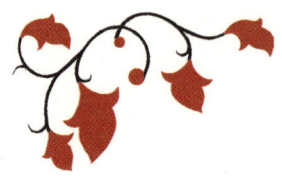

Mach es wie die Sonnenuhr: Zähl die heitren Stunden nur.

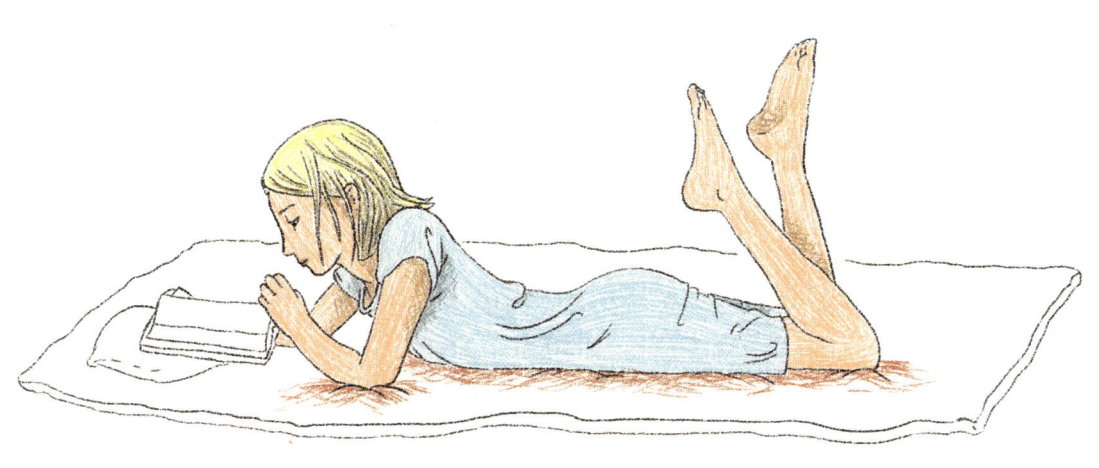

Der Ball aus Nachbars Garten

Ralf und Inge hatten sich die Liegestühle in den Garten gestellt. Beide hatten ein Buch in der Hand, die Vögel zwitscherten in der Ferne. Es herrschte eine himmlische Ruhe!

Aber nicht lange. Im Nachbargarten tummelten sich offenbar ein paar junge Fußballspieler. „Das wird der Nachbarsjunge sein mit seinen Freunden", sagte Inge und vertiefte sich wieder in ihr Buch.

Keine zehn Minuten später flog ein Fußball direkt vor Ralfs Liegestuhl. Er stand auf und warf ihn zurück in den Nachbargarten. Ein paar Minuten später dasselbe Spiel: Der Ball kam über die Hecke, Ralf stand auf, warf ihn zurück. Das nächste Mal warf Inge ihn zurück und rief: „Buben, passt auf, wo ihr euren Ball hinschießt!" Fünf Minuten lang herrschte wieder Frieden, Ralf und Inge widmeten sich ihren Büchern. Dann kam der Ball schon wieder geflogen. Ralf brummte zwar, aber er schoss ihn zurück. Jetzt wurde es immer lauter im Nachbargarten; offenbar gab es ein Elfmeterschießen. Ralf musste den Ball erneut zurückwerfen und legte sich dann wieder in seinen Liegestuhl.

Als er zu Inge hinübersah, bemerkte er, dass sie trotz des Lärms eingeschlafen war. Und wieder kam der Ball über die Hecke geflogen – er traf Inge am Knie. Die war sofort wach und rief mit lauter Stimme:

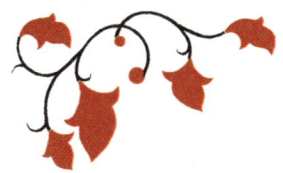

Jetzt schlägt's ...

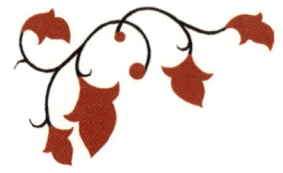

Jetzt schlägt's dreizehn.

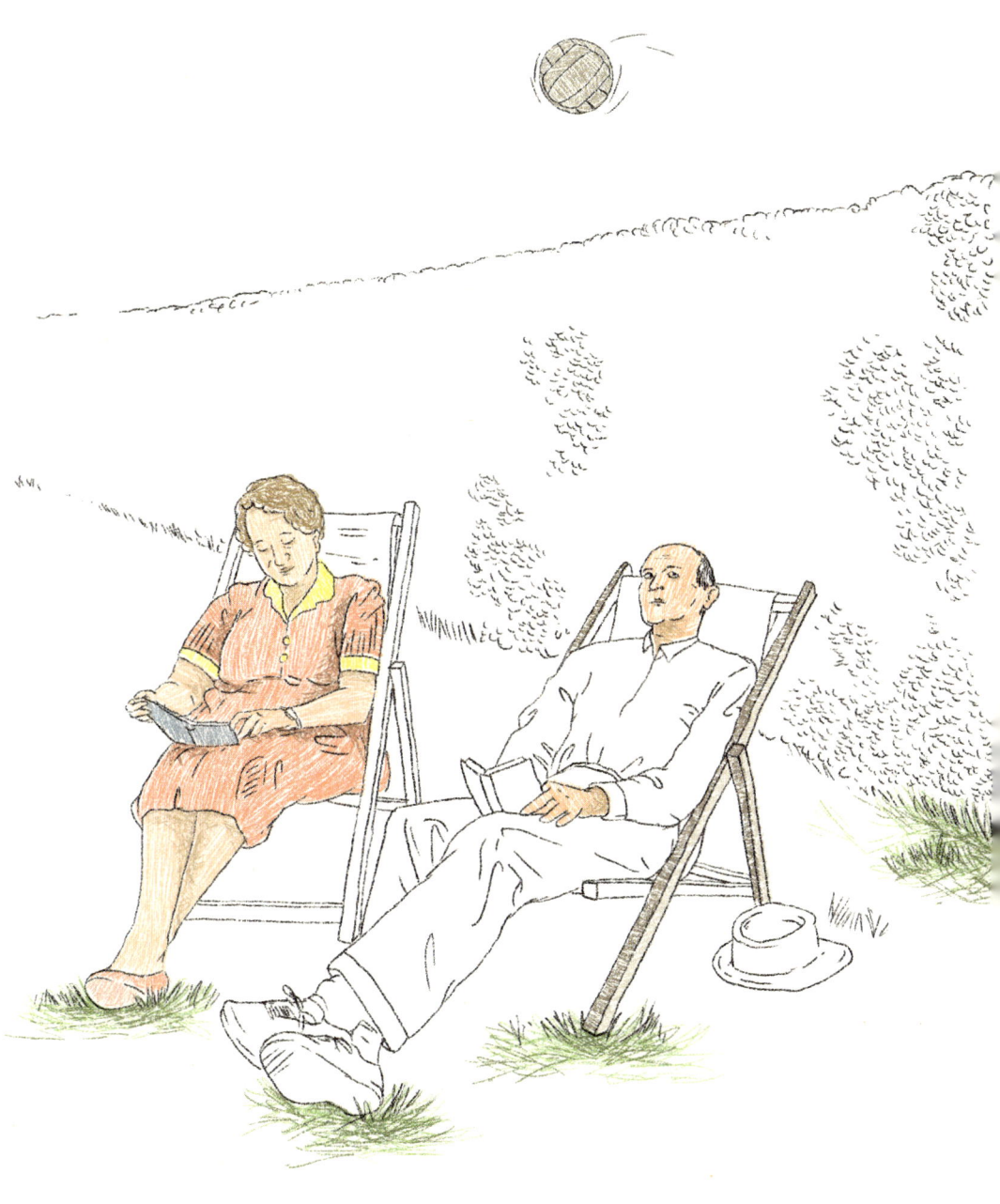

Rosa oder blau?

„Wenn ich nur wüsste", so seufzte Hannelore und biss in eine Essiggurke, „wenn ich nur wüsste, ob ich himmelblaue oder rosafarbene Babysachen häkeln soll." Hannelore war im siebten Monat schwanger und hatte keine Ahnung, ob sie einen Jungen oder ein Mädchen bekommen würde. Am Ende waren es Zwillinge? Vielleicht hatte sie ein Mädchen und einen Buben im Bauch? Was, wenn sie zwei Mädchen zur Welt brächte, und es wären nur lauter himmelblaue Höschen im Haus?

Das Kinderzimmer war schon eingerichtet, mit einem Bettchen, einem Wickeltisch, einer freundlichen Tapete, einem Teddybären und einer Spieluhr. Aber in den Schubladen der Kommode gab es eben nur ein paar weiße Söckchen, Leibchen und Windeln. Keinen einzigen Strampler, kein Jäckchen.

Rosa oder hellblau? Hannelore hätte jetzt alle Zeit der Welt gehabt, um Babywäsche zu häkeln. Vielleicht sollte sie einfach gelbe Wolle nehmen? Hannelore schob sich einen Löffel Grießbrei mit Zimt und Zucker in den Mund und stellte sich ein neugeborenes Mädchen in Gelb vor, dann einen neugeborenen Jungen in Gelb. Was sollte sie nur tun?

„Ganz einfach", antwortete ihr Mann lächelnd, „du tust erst einmal gar nichts."

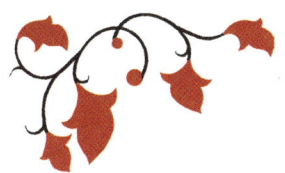

Kommt Zeit, ...

Kommt Zeit, kommt Rat.

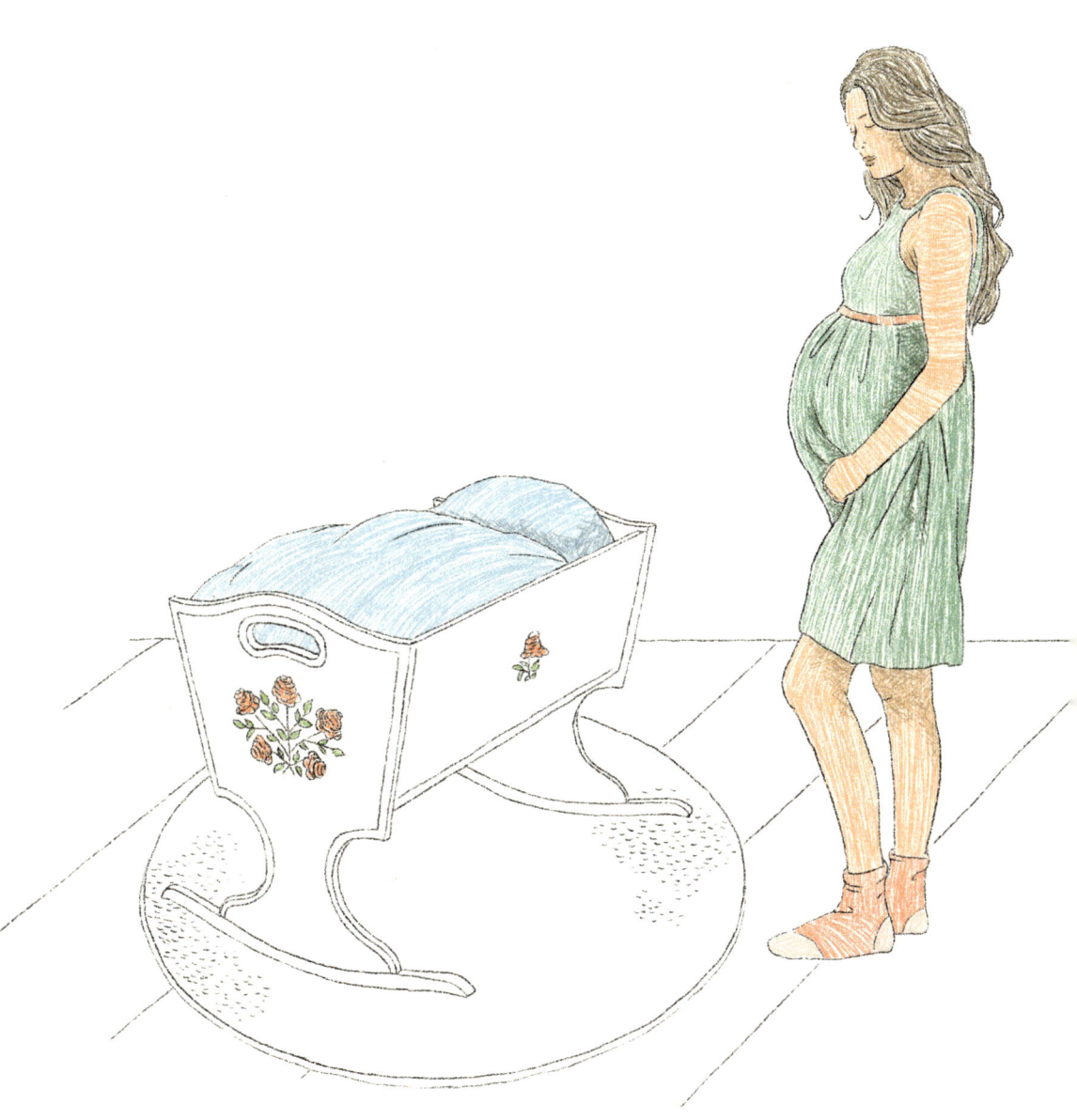

Der Maulheld im Schwimmbad

Konrad und Otto gingen jeden Samstag mit Margot und Susi ins Schwimmbad. Die vier waren Klassenkameraden und mochten sich schon lange. Otto mochte Margot sogar besonders gern. Deshalb trug er auch immer ihre Schwimmsachen. Im Schwimmbad zogen die Kinder geschwind ihre Badesachen an, dann duschten sie schön kalt und sprangen – plitsch, platsch – ins Wasser, wo sie um die Wette schwammen.

Nach dem Baden legten sie sich auf die sonnige Wiese. Links meistens Margot und Susi auf einem geblümten Handtuch, rechts Otto und Konrad auf einem gestreiften Handtuch.

Otto flüsterte Konrad ins Ohr: „Heute noch sag ich der Margot endlich, wie gern ich sie habe." Konrad murmelte nur: „Hmmmh." „Doch, wirklich", flüsterte Otto, „ich gehe zur Margot, und dann schau ich ihr in die blauen Augen und sage ihr …" Konrad unterbrach ihn: „Die Margot hat grüne Augen." „Das macht doch nichts", flüsterte Otto, „dann sag ich ihr, dass mir das mit den grünen Augen gar nichts ausmacht. Und dass ich sie trotzdem mag. Und ob ich ihr den Schulranzen tragen darf."

„Aha", flüsterte Konrad, „das alles willst du Margot sagen? So wie gestern und vorgestern und letzte Woche am Samstag? Du traust dich ja doch nicht und bleibst ein Maulheld! Für dich passt das Sprichwort:

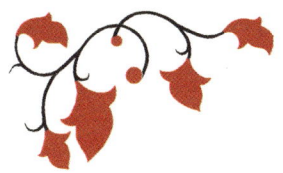

Man redet viel, ...

Man redet viel, wenn der Tag lang ist.

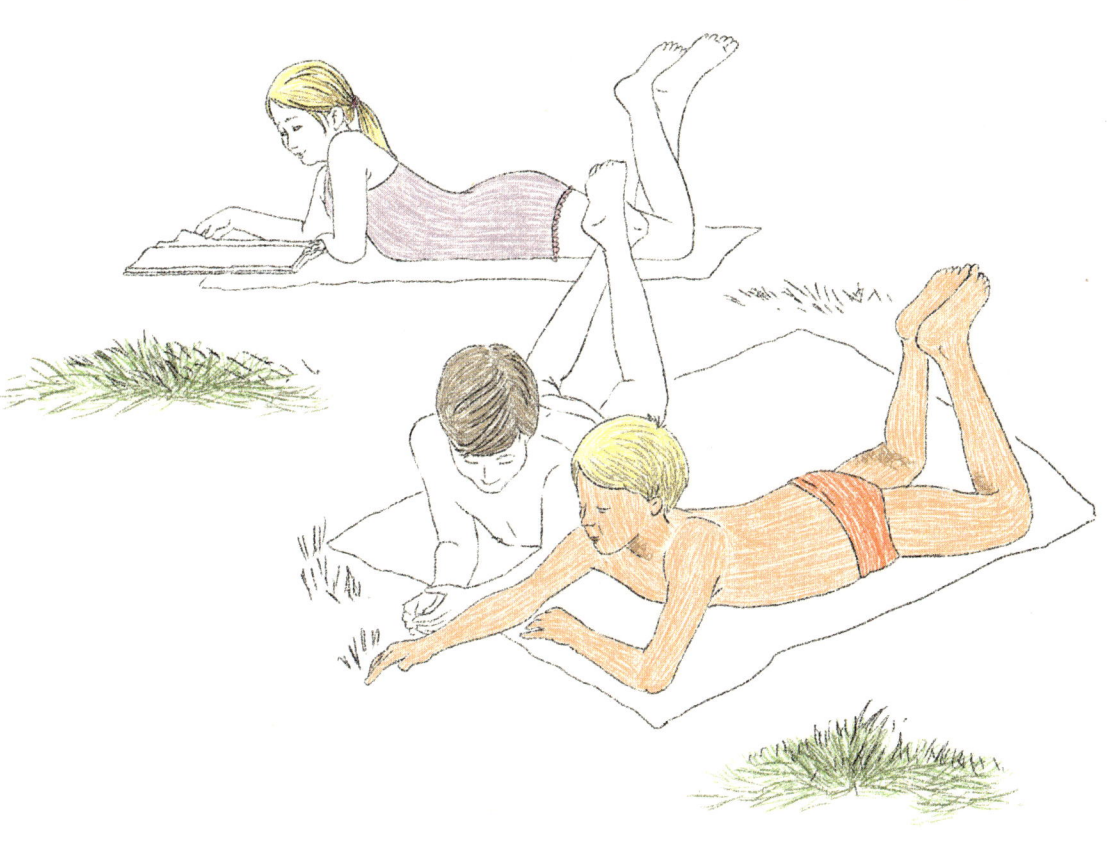

Bald ist es so weit

Es war Dezember und die Türe zur guten Stube seit Tagen verschlossen. Kaum kam Vater abends von der Arbeit, nahm er den Schlüssel aus der Tasche und verschwand in diesem Zimmer. Die Kinder wussten, er bereitete alles für den Weihnachtsabend vor. Man hörte den Vater drinnen schnaufen. Dann reckte er sich wohl zur Tannenbaumspitze hinauf, um den goldenen Stern obenauf zu setzen. Die Kinder bettelten schon beim Frühstück erwartungsvoll: „Wann dürfen wir hinein?"

Manchmal roch es durch das Schlüsselloch nach Stearin und Fichtennadeln. Dann wussten sie, der Vater hatte die Kerzen auf den Baum gesteckt. Auch die Mutter fragte schließlich den Vater: „Wie lange brauchst du denn noch?" Doch der Vater ließ sich nicht aus der Ruhe bringen.

An Heiligabend war es dann endlich so weit. Die Kinder und die Mutter standen ungeduldig vor der Tür. Durch den Türschlitz fiel helles Licht in den dunklen Flur. Dann ertönte ein Glöckchen, und noch einmal und noch einmal. Das war das Zeichen. Sie öffneten die Tür und traten ins Zimmer. Wie strahlte der Tannenbaum so schön mit seinen bunten Strohsternen und den roten Kerzen! Unter dem Baum lagen die Geschenke. „Das ist das schönste Weihnachtszimmer, das du je vorbereitet hast!", seufzte die Mutter. „Das Warten hat sich gelohnt!" „Tja", meinte der Vater:

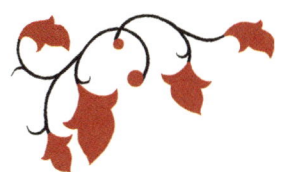

Gut Ding...

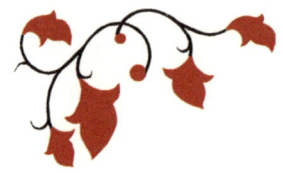

Gut Ding will Weile haben.

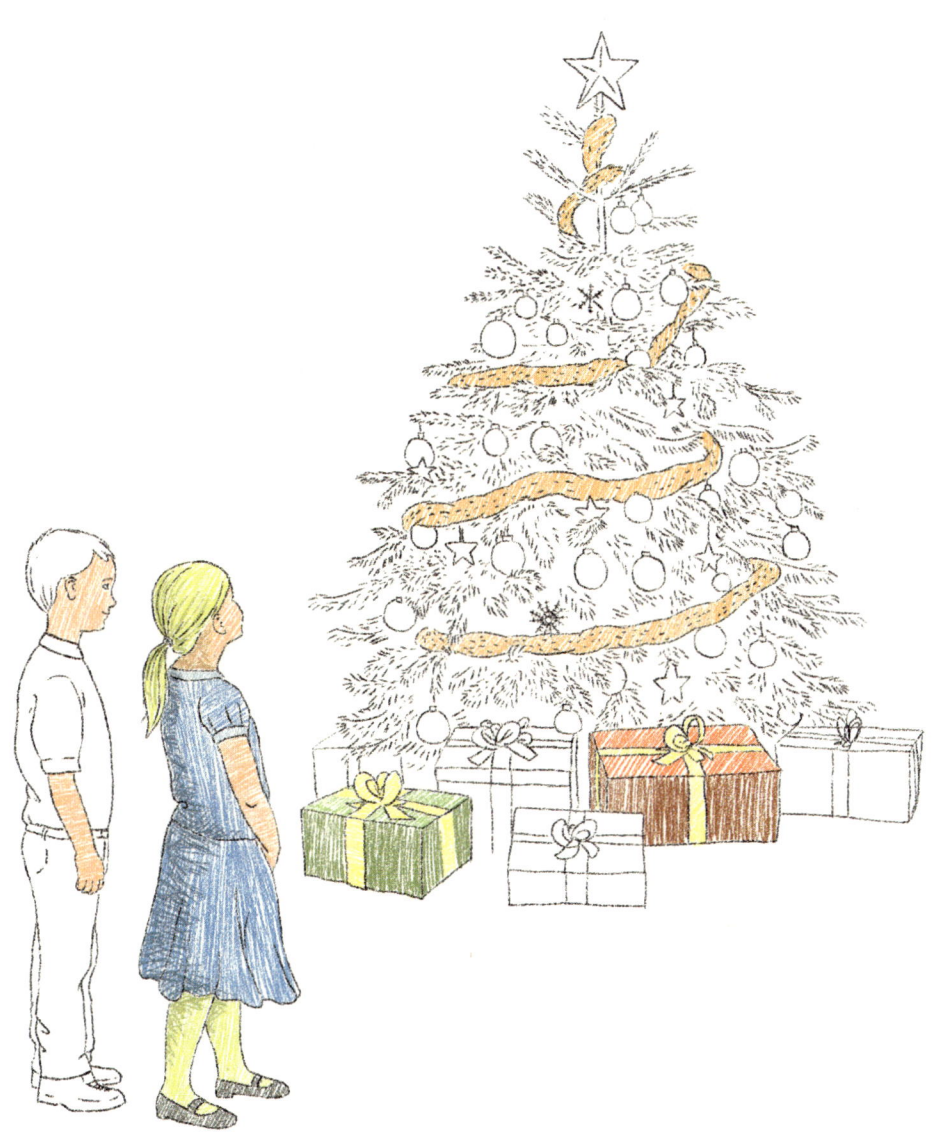

Handarbeit hat Zeit

Christa hatte immer viel zu tun – kein Wunder bei einem Haushalt mit fünf Kindern und zwei Haustieren! Da gab es zu kochen und zu waschen, zu bügeln und zu putzen, aufzuräumen und die Einkäufe zu erledigen.

Für heute war ihr Tagewerk fast geschafft: Das Abendessen war vorbei, das Geschirr war gespült, und die Kinder waren dabei, ins Bett zu gehen. Den beiden ganz kleinen, den Zwillingen, las sie noch eine Geschichte vor, dann half sie beim Zähneputzen, und die Großen packten ihre Schulranzen.

Aber wo war Ida, ihre sechsjährige Tochter? Christa fand Ida in der Küche. „Mama, ich muss noch unseren Hund füttern!", sagte das Mädchen zu ihr, und Christa lobte ihre Tochter, weil sie so fürsorglich war.

Nach einer Viertelstunde war Ida immer noch weit davon entfernt, das Nachthemd anzuziehen: „Mama, ich muss noch die Spielsachen von den Zwillingen aufräumen!" Christa sah Ida lächelnd an und sagte: „Das ist lieb, danke, aber danach gehst du dann auch ins Bett; ich komme in zehn Minuten zum Gutenachtkuss."

Christa hatte es geahnt: Auch nach zehn Minuten hatte sich Ida noch nicht in die Bettdecke gekuschelt. Christa suchte ihre Tochter in der Küche, im Bad. Schließlich fand sie Ida im großen Sessel im Wohnzimmer. „Mama, ich muss den Schal für Opa noch weiterstricken, damit er am Hals nicht so friert!" Christa sah deutlich, wie Ida ein Gähnen unterdrückte. Dann sagte sie sanft: „Heute Abend hast du mir so viel geholfen, jetzt darfst du auch schlafen gehen. Ich bringe dich ins Bett. Und das Strickzeug kann warten. Dem sagst du einfach:

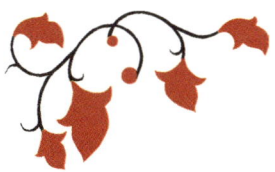

Komm ich heut nicht, ...

Komm ich
heut nicht,
komm ich
morgen.

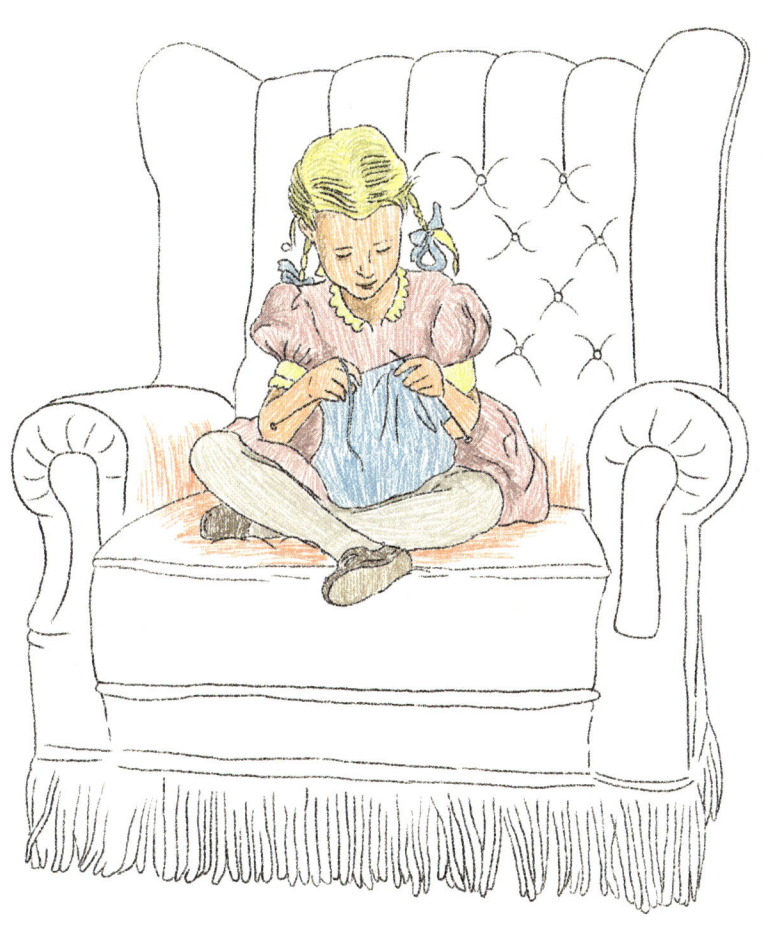

Der fast perfekte Tag

Die Sonne kitzelte ihn so lustig im Gesicht, dass Karl einfach aufstehen musste. Auf dem Frühstückstisch stand ein Becher heiße Milch mit Honig. Die Mutter hatte Brot gebacken, das herrlich duftete. Und es gab sogar Butter. Auf dem Weg zur Schule lächelte ihm die hübsche Evi zu. In der vierten Schulstunde lobte der Lehrer seine Schrift im Schönschreibheft.

Am Nachmittag schoss er beim Fußballspiel hinter der Schule mit dem alten Fußball gleich zwei Tore. Seine Mannschaft jubelte, und einer rief: „Karl, der Meisterschütze!" Dann sank die Sonne langsam hinter den grünen Hügel, und während Karl froh nach Hause lief, pfiff er ein Lied vor sich hin.

Daheim erwartete ihn schon der Vater und sagte: „Karl, weil deine Lehrer so zufrieden mit dir sind, darfst du heute Abend mit mir zum Kegeln gehen."

„Was?", fragte Karl ganz überrascht, „ich darf zum ersten Mal mit zum Kegeln?" Das war schon seit einiger Zeit sein Herzenswunsch gewesen. Stolz betrat er an der Seite des Vaters den Gasthof mit der Kegelbahn, und aufgeregt nahm er eine Kugel. Aber ach, wie schwer war sie! Kaum ein Treffer wollte ihm gelingen an diesem Abend, sooft er es auch versuchte. Karl war ganz enttäuscht. Gut, dass der Vater ihn tröstete! Auf dem Heimweg sagte er dann augenzwinkernd:

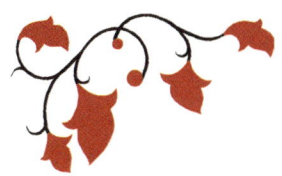

Man soll den Tag nicht ...

Man soll den Tag nicht vor dem Abend loben.

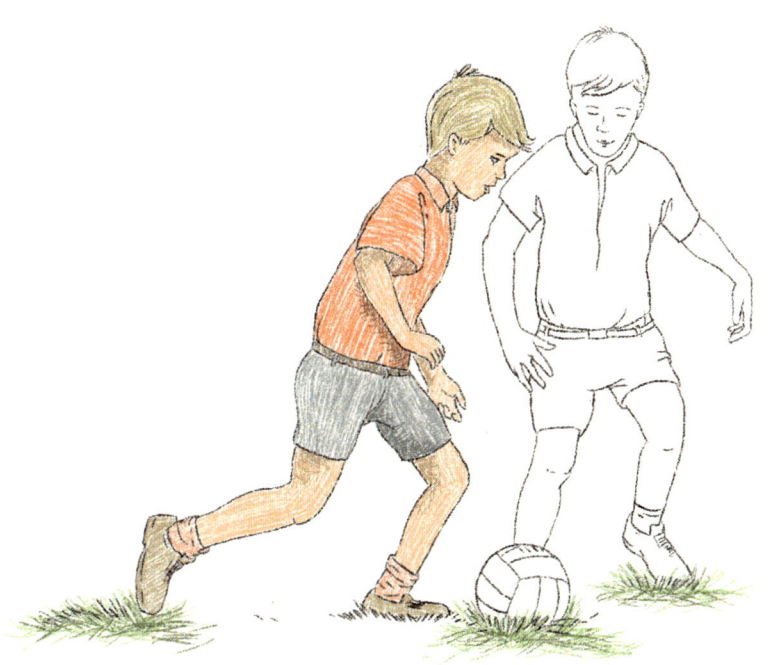

Keine Lust zum Aufräumen

Brigitte sah hinaus und ärgerte sich ein wenig. Auf dem Hinterhof stapelten sich morsche, zerbrochene Kisten, alte Bretter und verbogene Eisenstangen. Ein Polstersessel, aus dem die Füllung quoll, stand auch herum und ein gebrochener Fahrradrahmen.

Seit vier Tagen hatte ihr Klaus versprochen, alles aufzuräumen. Am Montag sagte er: „Am Dienstag komme ich früher von der Arbeit und schaffe Ordnung."

Am Dienstag sagte er: „Tut mir leid, ich muss dringend zum Stammtisch, aber am Mittwoch ist alles weg." Am Mittwoch sagte er: „Jetzt bin ich doch zu müde von der Arbeit. Aber am Donnerstag sollst du sehen, wie schnell der Hof wieder frei ist und schön aussieht." Am Donnerstag sah Brigitte, dass Klaus mit seinen Freunden im Hof stand und fröhlich Zigarren paffte.

„Na", dachte Brigitte und freute sich, „mithilfe der Freunde wird hier sicher ganz schnell Ordnung einkehren." Doch Klaus kam zu ihr und sagte: „Du, Brigitte, die anderen wollen mit mir zum Laden um die Ecke. Die haben einen Fernseher im Schaufenster, und wir können Bubi Scholz boxen sehen. Aber morgen kümmere ich mich ganz bestimmt um den Krempel im Hof." Da antwortete Brigitte:

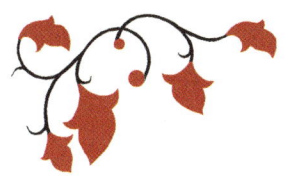

Morgen, morgen, nur nicht heute, …

Morgen, morgen, nur nicht heute, sagen alle faulen Leute.

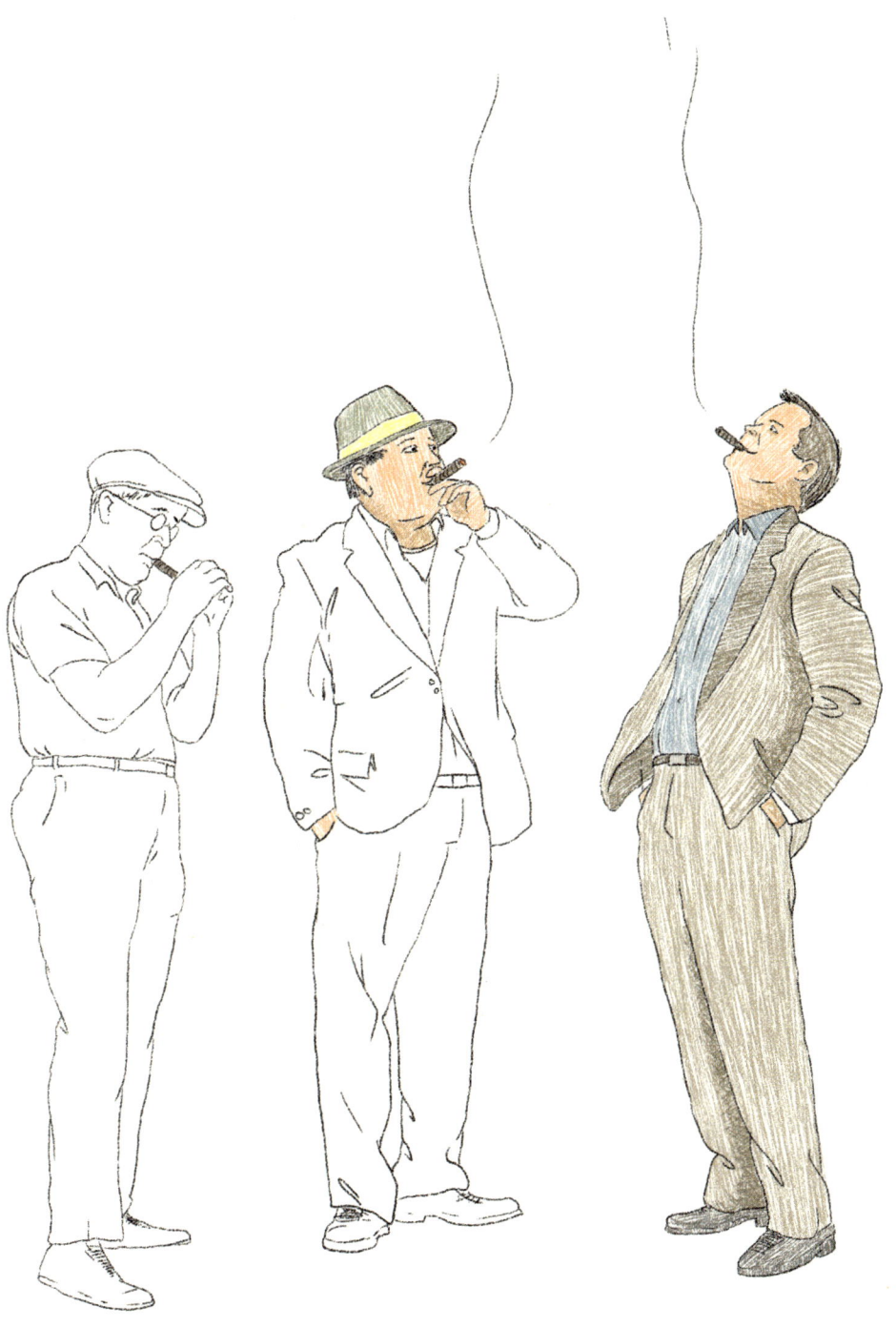

Ein Frosch im Nacken

Der kleine Michel war ein liebenswerter Lausejunge. Immerzu fielen ihm kleine Streiche ein, über die alle schmunzeln mussten. An einem schönen Sommerabend spielten er und sein großer Bruder Gunther auf der Wiese am Teich. Vater und Mutter waren auch da.

Nach einiger Zeit schlich sich Michel von hinten an den Bruder heran, packte seinen Hemdkragen und ließ – schwups – einen lebendigen Frosch unter Gunthers Hemd gleiten.

Hei, wie da nun beide hüpften! Der Frosch unter dem Hemd und der Bruder, weil dort auf einmal etwas Glitschiges, Kühles herumzappelte. Alle mussten sehr über Gunthers lustige Sprünge lachen.

Endlich befreiten ihn die Eltern aber von seinem grünen Gast, der laut quakend zurück in den Teich hüpfte. Noch beim Abendessen sprachen alle über die Froschsprünge – die von Gunther und die vom Frosch. Der kleine Michel musste als Erster ins Bett, Gunther durfte noch etwas länger aufbleiben.

Er schaute aber zur Sicherheit, ob sein kleiner Bruder wirklich schlief. Dann sagte er zu den Eltern: „Bis morgen spielt der Michel keine Streiche mehr."

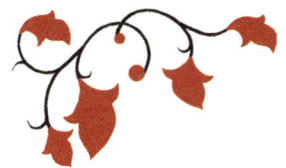

Wer schläft, …

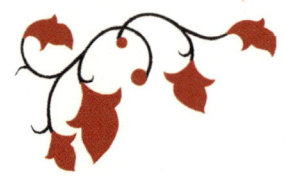

Wer schläft, sündigt nicht.

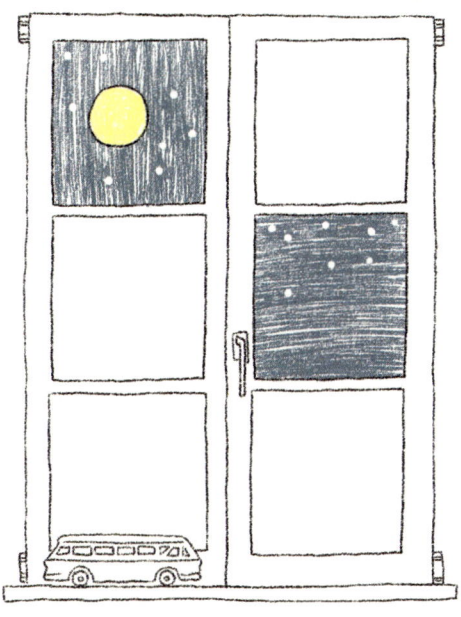
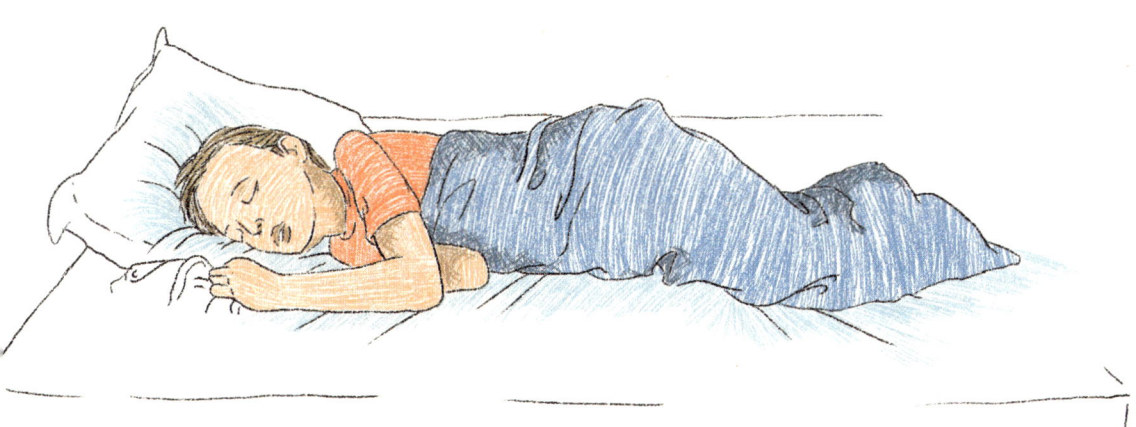

Ein Bett im Heu

Kasimir und Karoline gingen wandern. Als zünftige Wandervögel zogen sie nur mit Rucksack, Hut und Wanderstock los. Sie wollten zwei Tage in den Bergen verbringen. Die Sonne schien warm vom Himmel. Ein leichter Wind erfrischte sie. Unterwegs zwitscherten lustig die Vögel.

Zufrieden und angenehm müde fanden sie am Abend eine Scheune am Waldrand. Dort konnten sie die Nacht verbringen. Sie aßen vom mitgebrachten Pumpernickel mit Käse und tranken kühles Wasser aus dem nahen Bach, das wunderbar erfrischte. Kasimir legte sich auf den Scheunenboden und nahm seinen Mantel als Zudecke. So müde war er, dass er nach wenigen Minuten einschlief.

Karoline aber schaute sich erst einmal um – und sah eine Leiter. Sie stieg hinauf und fand auf dem Dachboden duftendes Heu. Davon nahm sie einen Armvoll und breitete es neben Kasimir aus. Darauf kam ihre Jacke. Den Rucksack nahm sie als Kopfkissen, und als Zudecke zog sie ein wenig von dem weiten Mantel Kasimirs über sich.

Am Morgen stöhnte Kasimir: „Ach, ich bin ja wie zerschlagen. Der Boden war doch härter, als ich dachte." Karoline lachte und sagte: „Ich habe herrlich geschlafen. Das Heu war weich wie Daunen. Siehst du, es stimmt:

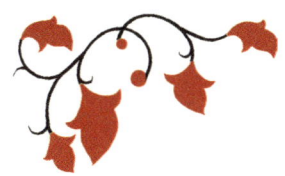

Wie man sich bettet, …

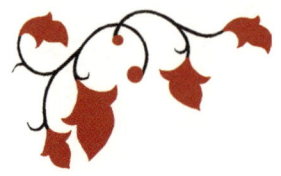

Wie man sich bettet, so liegt man.

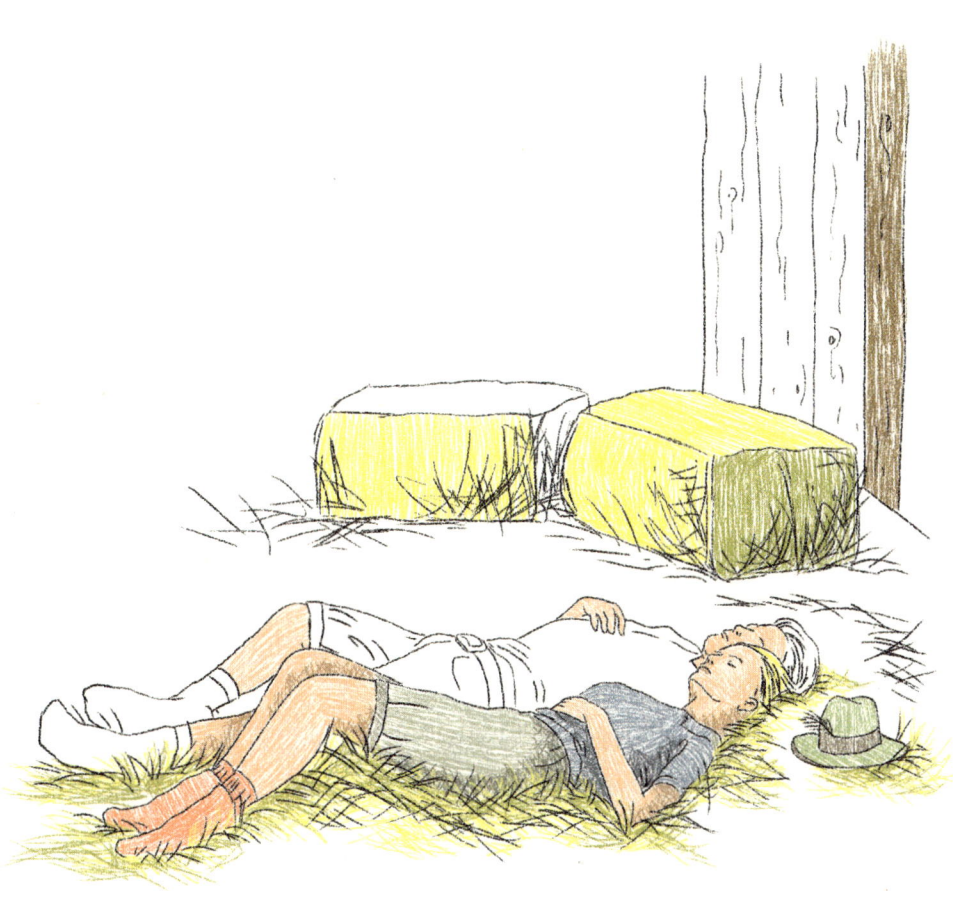

Ordnung auf dem Dachboden

Den ganzen Tag über hatte Hilde den Dachboden aufgeräumt. Ein Regal nach dem anderen hatte sie geleert, einen Sack nach dem anderen mit Abfall gefüllt. Auch die große Kommode aus Buchenholz war inzwischen von alten Wanderschuhen, schlaffen Fußbällen und Blumenuntersetzern befreit.

Jetzt kam noch die letzte Schublade an die Reihe! Obwohl Hilde schon recht erschöpft war, leerte sie den Schubladeninhalt auf den Boden, um ihn zu sortieren. Aha: ein Bleistift. Und noch ein Bleistift. Dann gab es noch ein Notizbuch. Sie blätterte darin. Es enthielt eine Liste mit Sachen für den Urlaub: Sonnenhut, Sonnencreme, Sonnenbrille, Lektüre, Reisepass … Die leeren Seiten des Notizbuchs konnte man noch gebrauchen!

Auch ein besticktes Handtäschchen fand sich in der Schublade. Vielleicht war das von ihrer Tante? Das würde Hilde nicht wegwerfen, auch wenn der Taschenspiegel, den sie darin entdeckte, schon blind war.

Immer mehr Stapel entstanden auf dem Boden. Hier eine Blechschachtel mit Knöpfen – aufbewahren. Alte Zeitungsausschnitte – wegwerfen. Wachsmalkreiden, Buntpapier – die sollten die Enkel bekommen. Schließlich lag nur noch ein Bilderrahmen auf dem Boden. Ein wenig müde, aber froh über das, was sie geschafft hatte, nahm Hilde ihn zur Hand. Er rahmte einen Spruch, in großen Buchstaben aufgemalt:

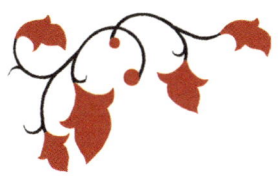

Nach getaner Arbeit...

Nach getaner Arbeit ist gut ruhen.

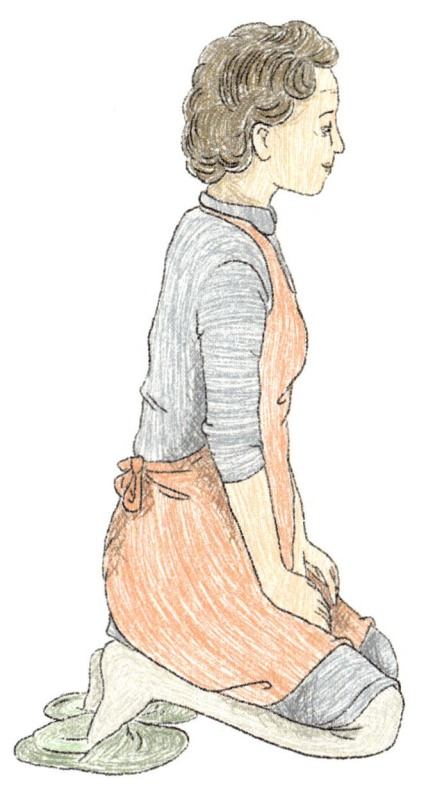
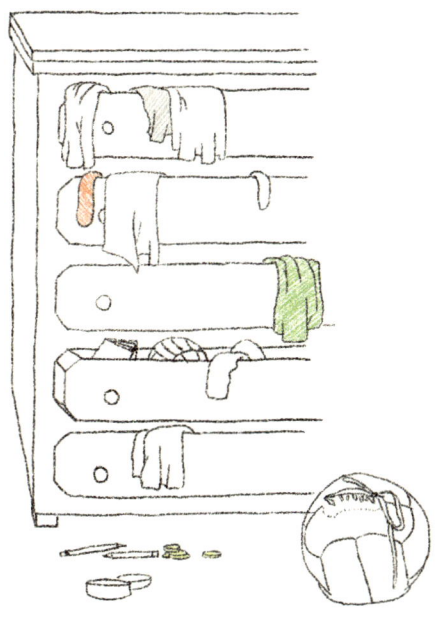

Besuch am späten Abend

Ein stiller Winterabend. Hans und Lotte hatten es sich vor dem Fernseher gemütlich gemacht. Sie schauten ihre Lieblingsshow an. Die Kandidaten mussten knifflige Fragen beantworten, und auch Hans und Lotte rätselten mit. Hans hatte sich ein Bier eingeschenkt, und Lotte trank ein Glas Wein. Auf dem Tisch standen Salzletten und Pralinen.

Plötzlich klingelte es. „Wer ist denn das?", fragte Hans. „Mitten in der Nacht um Viertel vor zehn!" Lotte wollte nicht aufmachen, sie hatte nämlich Lockenwickler auf dem Kopf.

Da klingelte es noch einmal, und nun ging Hans doch zur Tür. Draußen standen zwei junge Leute. „Wir sind die neuen Nachbarn", sagten sie schüchtern, „wir sind heute erst eingezogen. Entschuldigen Sie die späte Störung, aber wir wollten noch eine Glühlampe anbringen und haben keinen Schraubenzieher für die Lüsterklemme. Können Sie uns einen borgen?" Lotte ging schon zum Werkzeugschrank, um den Schraubenzieher zu holen, da sagte Hans: „Ach, kommen Sie doch herein und trinken Sie ein Glas mit uns." Die neuen Nachbarn zögerten höflich, denn sie wollten wirklich nicht stören.

Lotte hatte sich inzwischen ein Kopftuch über die Lockenwickler gebunden und stellte sich nun auch an die Tür; sie sagte: „Wir freuen uns doch über so nette junge Leute wie Sie. Kommen Sie nur rein. Sie wissen doch:

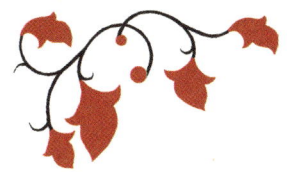

Je später der Abend, ...

Je später der Abend, desto schöner die Gäste.

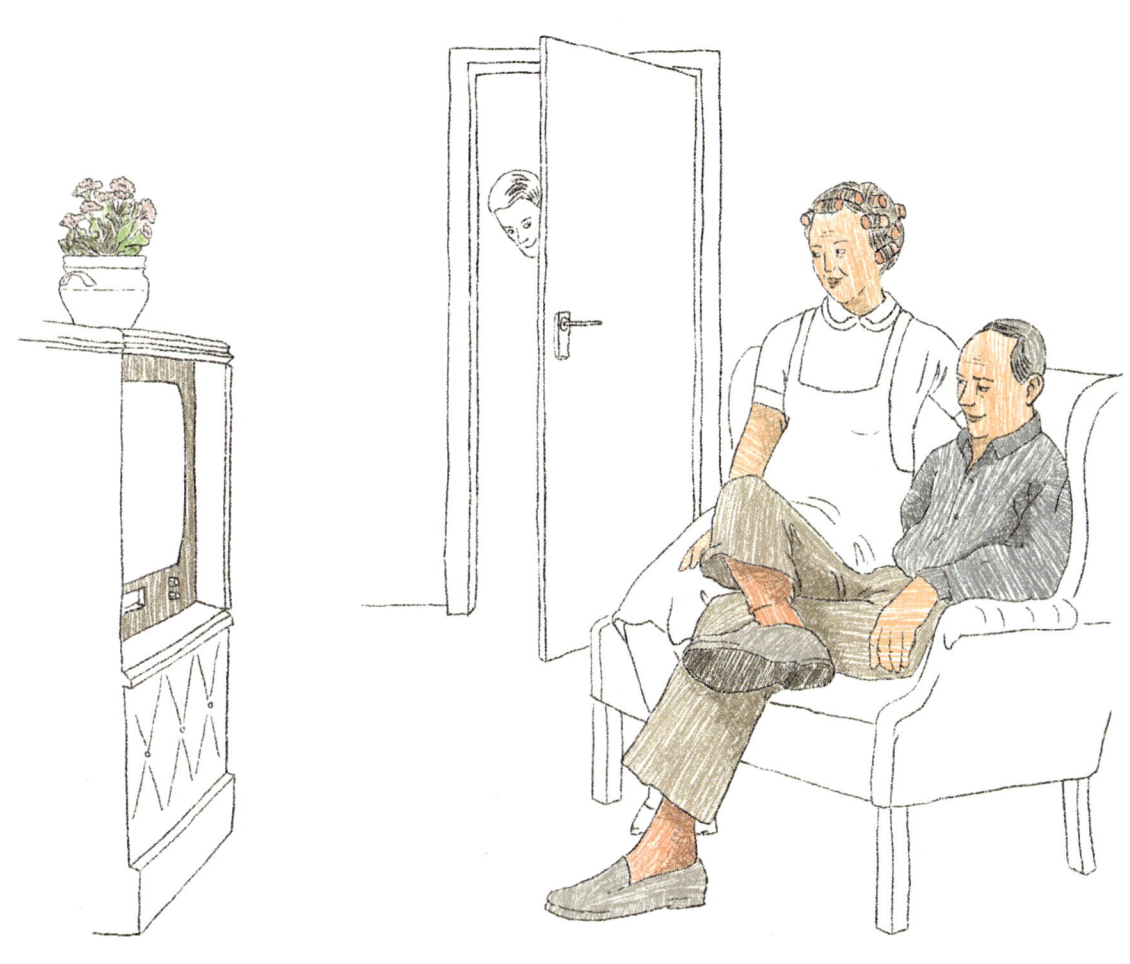

Fundstück auf dem Heimweg

Der alte Helmut war auf dem Heimweg und pfiff lustig vor sich hin, es war heute so schönes Wetter, und man konnte die Jacke sogar offen lassen. Auch die Vögel zwitscherten um die Wette. Helmut wollte für sein Mittagessen noch Kartoffeln und Quark einkaufen. Zusammen mit Schnittlauch aus dem Blumentopf auf der Fensterbank würde das ganz herrlich schmecken! Das Wasser lief ihm im Mund zusammen, wenn er nur daran dachte.

Auf einmal sah Helmut von Weitem auf dem Bürgersteig etwas liegen. Als er näher kam, erkannte er, dass es braun und aus Leder war. Helmut bückte sich danach: Es war ein Geldbeutel! Er öffnete ihn und fand fünfundachtzig Mark darin. „So viel Geld!", sagte Helmut vor sich hin. Er vergaß darüber ganz das Pfeifen. „Davon könnte ich mir einen Sonntagsbraten kaufen, viele Wochen lang!" Was sollte er tun?

Da fiel sein Blick auf eine Fotografie im Geldbeutel. Er sah darauf einen Mann, eine Frau, drei Kinder. Sie lächelten glücklich. Und dann fand er noch einen Zettel mit der Adresse und bemerkte, dass er genau vor dem Haus stand. Gleich klingelte er und gab den Geldbeutel der Frau, die ihm geöffnet hatte. Wie froh war sie, denn sie hatte den Geldbeutel schon seit zwei Stunden gesucht. „Ich bin Ihnen aus tiefstem Herzen dankbar, dass Sie so ehrlich waren!", seufzte die Frau. „Ach", erklärte Helmut, „ich will doch weiter ruhig schlafen."

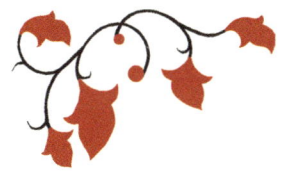

Ein gutes Gewissen ...

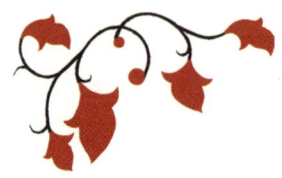

Ein gutes Gewissen ist ein sanftes Ruhekissen.

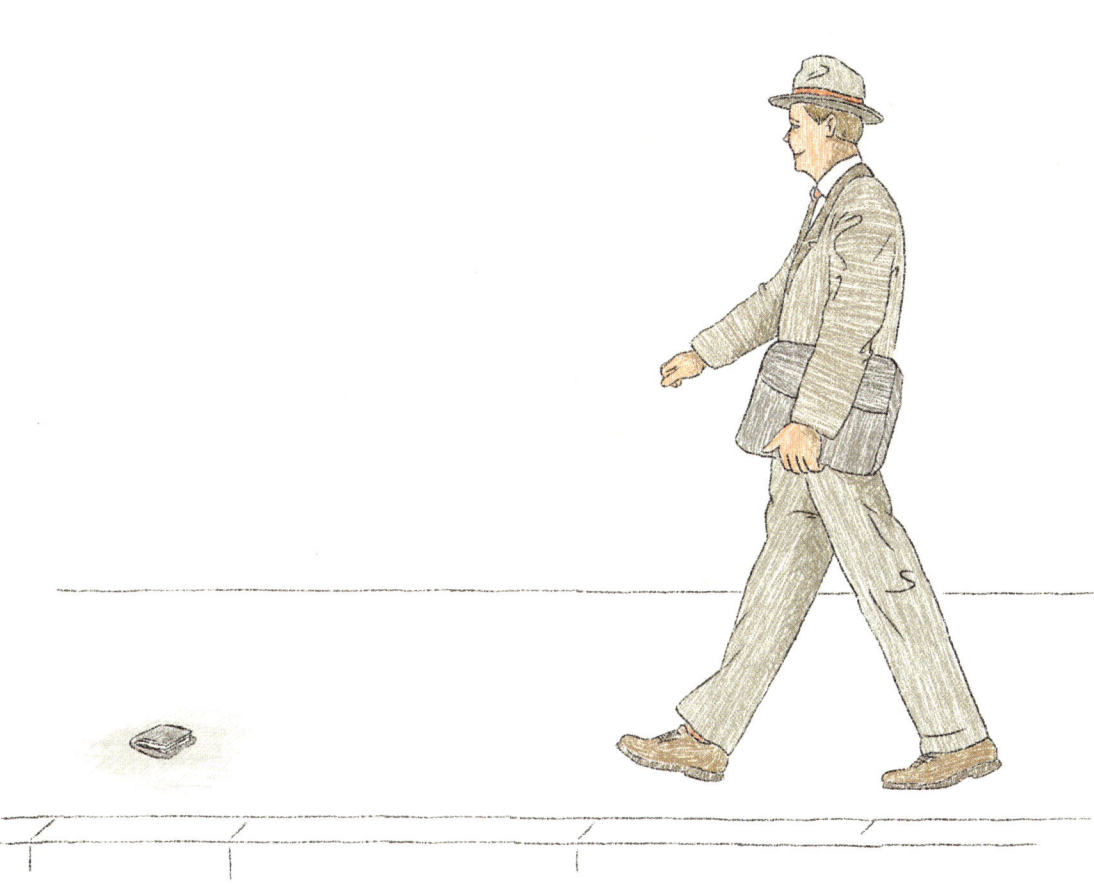

Beim Tanztee

Schon fünf Mal hatten Walter und Lotte sich im „Café Zentral" nachmittags zum Tanzen getroffen. Sie hatten sich immer gut verstanden, sowohl auf der Tanzfläche als auch später am Tisch.

Nun redeten sie zum ersten Mal über ihre Berufe. Walter war Verkäufer in einem Schuhgeschäft, und Lotte arbeitete in einer kleinen Konditorei. Als Nächstes sprachen sie über ihre Eltern, ihre Geschwister, ihre Zukunft und über das, wovon sie träumten. „Ich hätte gern", sagte Lotte, „irgendwann ein kleines Haus. Und wenn ich mir noch was wünschen dürfte, dann einen Pelzmantel."

Walter sagte erst einmal gar nichts. Er wusste sehr gut, wovon er träumte. Dieser Traum saß nämlich direkt neben ihm. Aber wie sollte er Lotte sagen, dass er sie nicht nur ab und zu nachmittags treffen wollte, sondern das ganze Leben mit ihr verbringen wollte – jeden Tag und jede Nacht?

Jetzt stimmte die Tanzkapelle eine schöne Melodie an. Lotte begann, mit den Füßen im Takt zu wippen, und Walter sagte zu ihr: „Die spielen genau das, wovon ich träume: Ich möchte immer mit dir zusammen sein. Nicht nur den ganzen lieben langen Tag lang, sondern noch länger. So wie Marika Rökk in diesem Lied singt:

In der Nacht ist der Mensch ...

In der Nacht ist der Mensch nicht gern alleine.

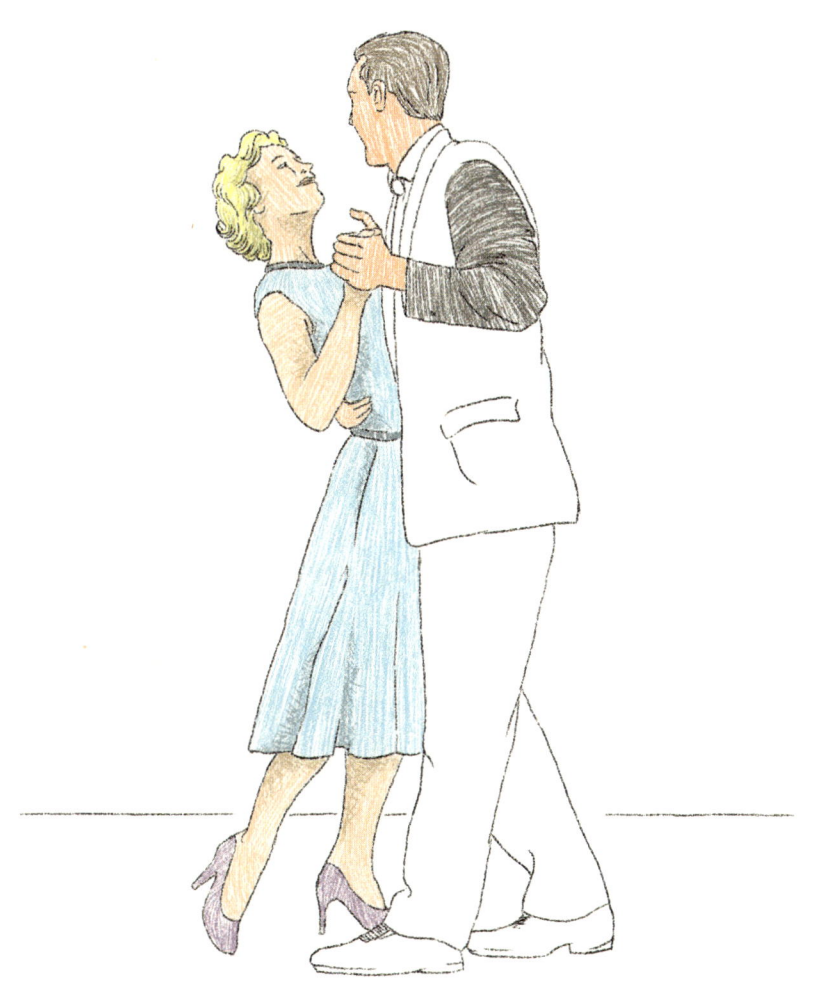

Hochzeitstag

„Die Kinder schlafen fest", sagte Henriette zu Viktor, „wir können los." Die beiden hatten heute ihren zwölften Hochzeitstag und wollten ihn auf besondere Weise feiern – mit einem Nachtspaziergang. So hatten sie es nämlich oft während ihrer Verlobungszeit getan.

Nun wollten sie wieder im Park am Weiher auf einer Bank sitzen, dem Konzert der Frösche lauschen, Sternschnuppen zählen und vertraut miteinander sprechen. Bei vier Kindern und all der Alltagsarbeit kam das oft zu kurz. Zur Feier des Tages nahmen Viktor und Henriette eine Flasche Sekt und eine Dose mit selbst gebackenen Keksen mit.

Die Augustnacht war warm und lauschig. Viktor und Henriette gingen Hand in Hand auf einem Feldweg. Sie sagten nichts, aber sie küssten sich ab und zu. Alles war so schön wie früher. Spät erst ließen sie sich auf ihrer Lieblingsbank nieder. Viktor öffnete die Sektflasche und Henriette die Keksdose. Sie kuschelten sich aneinander, während sie auf die Sternschnuppen warteten. Stunde um Stunde saßen sie so traulich da und vergaßen die Zeit.

Da hörten sie einen Vogel singen. „Wird es schon Tag?", fragte Viktor, „es singt ja schon die erste Lerche. Wir müssen zurück." Doch Henriette antwortete ihm: „Nein, nein, es ist noch Nacht. Ich habe es genau gehört:

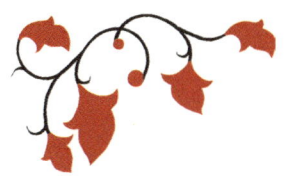

Es war die Nachtigall ...

Es war die Nachtigall und nicht die Lerche.

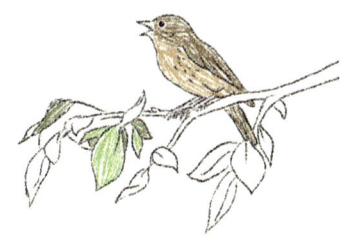
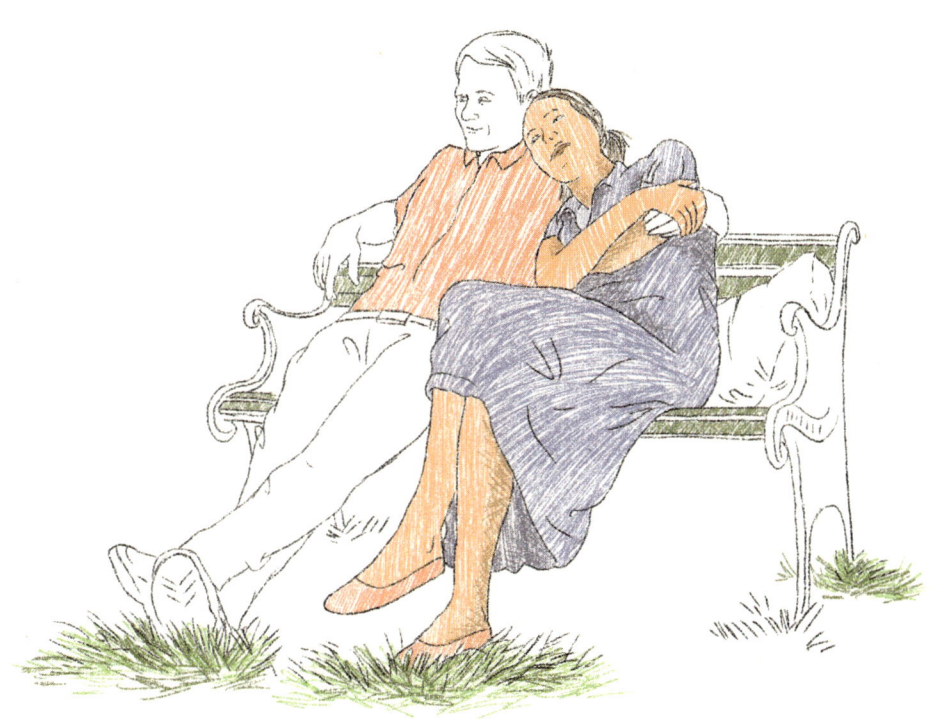

Weitere Bände der Reihe „Die schönsten Sprichwort-Geschichten"

Die schönsten Sprichwort-Geschichten, das sind 18 kurze, warmherzige und humorvolle Geschichten, die in einem Sprichwort münden.

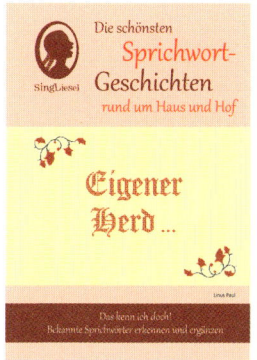

Linus Paul

Eigener Herd …
Die schönsten Sprichwort-Geschichten rund um Haus und Hof

80 Seiten, gebunden, Hardcover,
mit zahlreichen Abbildungen
Format: 165 x 235 mm
ISBN 978-3-944360-32-4

Linus Paul

Es ist noch kein Meister …
Die schönsten Sprichwort-Geschichten rund um Tagwerk und Arbeit

80 Seiten, gebunden, Hardcover,
mit zahlreichen Abbildungen
Format: 165 x 235 mm
ISBN 978-3-944360-33-1

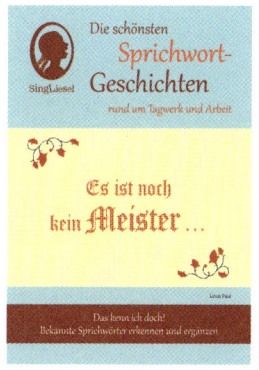

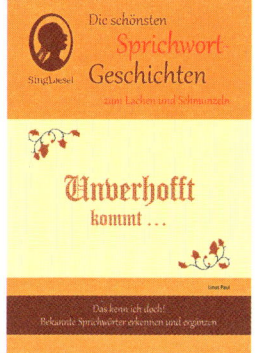

Linus Paul

Unverhofft kommt …
Die schönsten Sprichwort-Geschichten zum Lachen und Schmunzeln

80 Seiten, gebunden, Hardcover,
mit zahlreichen Abbildungen
Format: 165 x 235 mm
ISBN 978-3-944360-34-8